www.ingramcontent.com/pod-product-compliance
Lightning Source LLC
Chambersburg PA
CBHW072146170526
45158CB00004BA/1519

* 9 7 8 1 0 7 8 2 1 5 6 6 4 *